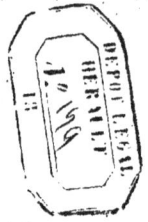

DES

ÉMISSIONS SANGUINES LOCALES

DANS LE TRAITEMENT

DES ACCÈS PERNICIEUX CÉRÉBRAUX ET DÉLIRANTS

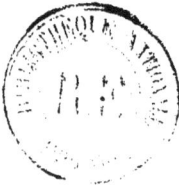

Par J. BOSCH

DOCTEUR EN MÉDECINE

MÉDECIN DE LA MARINE

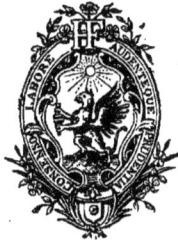

MONTPELLIER

IMPRIMERIE CENTRALE DU MIDI

HAMELIN FRÈRES

1883

DES

ÉMISSIONS SANGUINES LOCALES

DANS LE TRAITEMENT

DES ACCÈS PERNICIEUX CÉRÉBRAUX ET DÉLIRANTS

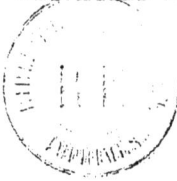

Par J. BOSCH

DOCTEUR EN MÉDECINE

MÉDECIN DE LA MARINE

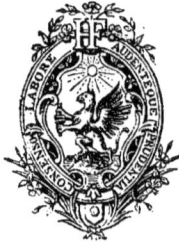

MONTPELLIER

IMPRIMERIE CENTRALE DU MIDI

HAMELIN FRÈRES

1883

A LA MÉMOIRE DE MON PÈRE

A MA MÈRE

A MA FAMILLE

J. BOSCH

A MES AMIS

A M. LE DOCTEUR MAUREL

Médecin de 1re classe de la marine, Chevalier de la Légion d'honneur

J. BOSCH

DES

ÉMISSIONS SANGUINES LOCALES

DANS LE TRAITEMENT

DES ACCÈS PERNICIEUX CÉRÉBRAUX ET DÉLIRANTS

Dans son *Traité des fièvres*, M. le professeur Castan définit la fièvre pernicieuse, ou accès malin, une fièvre à quinquina, caractérisée surtout par le danger immédiat dont elle s'accompagne.

Dans l'état actuel de la science, cette définition est absolument vraie, et tous les auteurs sont d'accord pour la considérer comme telle; mais à quoi faut-il attribuer la perniciosité? Ici les opinions sont contradictoires.

Les anciens ne paraissent avoir eu aucune notion précise sur les fièvres pernicieuses. Pour Baldinger, les symptômes pernicieux sont la conséquence des lésions profondes des principales facultés des forces vitales. Pour Broussais, les fièvres pernicieuses ne diffèrent des autres fièvres que par le danger des congestions, et c'est aussi l'opinion de Maillot, opinion qui avait servi de base à son traitement antiphlogistique. Plus récemment, on a attribué la perniciosité à l'élévation de la température du sang. Pour nous, nous pensons que si la congestion, au lieu de se porter seulement sur le foie, sur une partie limitée du poumon, se prolonge sur un organe dont l'intégrité est indispensable à la vie, comme le cerveau, la moelle épinière, le danger devient immédiat, la perniciosité apparaît; et si, l'inflammation continuant sa marche, on arrive à l'épanchement, à l'hémorrhagie, la perniciosité présentera encore un caractère bien plus redoutable. Ce n'est donc pas le toxique lui-même qui constitue la perniciosité, mais bien plutôt sa localisation sur un organe essentiel à la vie, et l'organe qui sera spécialement désigné sera celui qui présentera une résistance moindre au moment de la réceptivité du poison. Donc le spécifique du poison malarien n'est pas suffisant pour combattre cette perniciosité, il lui faut des adjuvants puissants et, dans le cas qui nous occupe, le poison déterminant une véritable méningite, nous croyons être dans le vrai en disant que, tout en combattant la cause première, il ne faut pas négliger la lésion déjà produite: d'où les bons effets des émissions sanguines locales dans le traitement des accès pernicieux cérébraux.

DÉFINITION

Que faut-il entendre par accès pernicieux à forme cérébrale? Existe-t-il réellement une forme cérébrale et délirante, ou bien celle-ci n'est-elle qu'une simple variété de la forme ataxique et de la forme convulsive? Mes observations ne sont pas assez nombreuses pour pouvoir me permettre de décrire une forme cérébrale unique, constituée par le délire comme symptôme prédominant, et, à l'exemple de Dutroulau, Colin, Maillot, Bérenger-Féraud, Maurel, etc., je donnerai, sous le nom d'*accès pernicieux cérébraux*, les trois variétés ataxique, délirante, convulsive, parce que dans chacune de ces trois variétés les lésions encéphaliques sont les mêmes, lésions qui se traduisent par l'activité des réactions, que l'on désigne en clinique sous le nom d'*ataxie*.

Si les phénomènes prédominants sont le délire, l'ataxie ou les convulsions, nous aurons l'une des trois variétés citées ; mais le plus souvent la prédominance est difficile à établir, et c'est pour cela que nous ne les décrirons pas séparément.

Je n'ai pas l'intention de faire une étude complète des formes pernicieuses cérébrales : je n'ai voulu montrer qu'une chose, c'est que l'ataxie ou le délire sont bien dus à la localisation du poison miasmatique sur le cerveau, et que c'est autant sur la cause que sur la lésion produite qu'il faut agir.

Je ne ferai qu'un résumé très-succinct de l'étiologie si obscure de cette affection, de sa symptomatologie, pour ne m'occuper que de l'anatomie pathologique, sur laquelle est fondé le traitement que j'indique.

ÉTIOLOGIE

La fièvre intermittente règne dans tous les pays où, sous l'influence de l'humidité et de l'élévation de la température, les matières organiques sont exposées à une décomposition hâtive; mais j'estime que chaque pays modifie les affections paludéennes, bien qu'il soit impossible de dire encore aujourd'hui quelle est la part qui revient au milieu.

Le miasme paludéen produit tantôt un simple accès de fièvre intermittente, tantôt un accès foudroyant; ce n'est donc pas lui seul qui doit être mis en cause. La résistance plus ou moins grande d'un organe peut amener la localisation du poison sur cet organe, et cette considération ne doit pas être négligée, surtout dans le cas qui nous occupe.

La côte occidentale d'Afrique, depuis le Sénégal, où nous avons observé, jusqu'au Gabon et même aux Colonies portugaises, est un foyer d'accès pernicieux; cependant ce sont les formes comateuses et algides qui y prédominent; il en est de même à la Guyane. En Cochinchine, au contraire, d'après le Dr Richaud, c'est la forme délirante qui se présente le plus fréquemment.

Les accès pernicieux apparaissent toujours pendant l'hivernage ou immédiatement après, c'est-à-dire pendant toute la saison des pluies, moment où les deux conditions, humidité et température élevée, sont à leur maximum.

Ils se montrent toujours sur des sujets déjà impaludés, le plus souvent pendant la deuxième ou la troisième année de séjour dans la colonie, rarement dans la première.

Bérenger-Féraud donne 25,9 °/₀ dans la troisième, 18,4 dans la deuxième, et 14,4 dans la première. Mes observations ne sont pas assez nombreuses pour être mises en regard de ces chiffres ; je me contenterai de dire que, sur six accès pernicieux que j'ai observés, quatre ont atteint des hommes habitant le Sénégal ou l'Algérie depuis plus de deux ans ; les deux autres sont survenus chez des hommes qui se trouvaient dans leur première année de séjour.

L'insolation, la crainte, l'abus des boissons alcooliques, ont été considérés comme des causes tout au moins prédisposantes; c'est dans le même cadre qu'il faudrait faire rentrer l'influence de la race, car je crois que personne n'a observé d'accès pernicieux chez les noirs.

Ainsi, race, durée de séjour dans la colonie, manifestations paludéennes antérieures, insolation, excès alcooliques, telles seraient les causes qui détermineraient le développement des accès pernicieux cérébraux,

DIAGNOSTIC

Les accès cérébraux ne peuvent être confondus qu'avec les accès comateux, la méningite ou l'insolation. Or, dans les formes ataxiques ou délirantes, le coma m'est que la dernière phase ; les phénomènes d'excitation du début, si faciles à constater, lèveront tous les doutes.

Le diagnostic avec la méningite ne présente pas la même facilité; mais l'importance du diagnostic différentiel est bien moindre, puisque les émissions sanguines, qui, dans le cas d'accès comateux on algide, précipiteraient l'évolution de la maladie, nous rendent au contraire ici de signalés services.

Au début, nous trouvons dans la méningite frissons, fièvre violente, température excessivement élevée; puis les phénomènes d'excitation, délire, convulsions, etc. A cette période d'excitation succède une période de dépression, avec résolution et même paralysies, troubles qui persisteront même après la guérison, ce qui n'a pas lieu dans l'accès pernicieux. Mais, je le répète, le diagnostic n'a pas une grande importance, pourvu que l'on n'oublie pas que, dans un pays a fièvre et chez un homme impaludé, le traitement spécifique ne doit pas être négligé.

Insolation. — Cette cause peut déterminer la congestion cérébrale, l'apoplexie des méninges et du cerveau, la méningite; mais la marche de la température n'est pas la même ; son élévation n'est jamais aussi considérable que dans les accès pernicieux. Quant à l'épilepsie, l'alcoolisme aigu, la tétanos même, qu'on a voulu comparer à l'accès pernicieux cérébral, le diagnostic en est trop simple pour que nous nous y arrêtions.

ANATOMIE PATHOLOGIQUE

Un grand nombre d'autopsies que j'ai fait pratiquer sous mes yeux, dit le Dr Bérenger-Féraud dans son *Traité des maladies des Européens au Sénégal* (1), et l'examen de plus de 300 nécropsies portées sur les registres d'amphithéâtre des hôpitaux de Saint-Louis et de Gorée, me font penser que, dans la plupart des cas, la congestion méningienne, doublée souvent de congestion pulmonaire, est la lésion anatomique que l'on trouve; de sorte que, à mon avis, on ne saurait être trop disposé à recourir aux évacuations sanguines locales, en même temps que l'on emploie la quinine dans les accès pernicieux.

Cet avis est partagé par le Dr Maurel : « Quoi de plus évident que les lésions des méninges, dans la plupart des formes cérébrales, dont la durée a été suffisante pour permettre au processus pathologique de laisser sur ces organes des traces durables? » Du reste, c'est l'avis de tous les observateurs, même de ceux qui proscrivent les émissions sanguines locales, ne voulant voir dans les troubles cérébraux qu'une simple complication qui disparaîtra d'elle-même, si l'on réussit à neutraliser l'agent infectieux.

Dutroulau, Le Colin, Maillot, Castan, ont proscrit la saignée; mais il ne s'agit que de la saignée générale, considérée par tous comme trop dépressive, ne s'attaquant, au début, qu'à un fantôme d'inflammation, et qui, à une date plus éloignée, précipiterait la dépression des forces. Mais, dit Dutroulau, « cette proscription ne s'étend pas aux ventouses

(1) Bérenger-Féraud, *Traité des maladies des Européens au Sénégal.*—Maurel, *Traité des maladies paludéennes à la Guyane*, pag. 81. — Dutroulau, *Traité des maladies des Européens dans les pays chauds.*

et aux sangsues, qui sont indiquées dans la forme congestive des accidents ataxiques. »

Les lésions anatomiques existent-elles réellement ou ne sont-elles, comme on l'a dit, qu'un simple fantôme, auquel on peut être tenté de s'attaquer et qui s'évanouit subitement, démasquant un état de dépression redoutable ? J'ai déjà cité l'opinion de M. Bérenger-Féraud, opinion fondée sur l'examen de plus de 300 nécropsies. Le docteur Maurel cite 135 cas d'accès pernicieux cérébro-rachidiens, dont 18 autopsies faites à différentes époques, et consignées sur les registres de l'amphithéâtre de Cayenne.

Mes observations sont beaucoup moins nombreuses, mais elles n'en sont pas moins concluantes, et je suis persuadé que leur nombre aurait pu être considérablement augmenté si j'avais pu me procurer les registres des hôpitaux de Saint-Louis et de Gorée et les rapports de mes collègues de la marine, quel que fût le pays dans lequel ils ont observé.

OBSERVATIONS

Observation Ire

(Béranger-Féraud, *loco citato*)

Autopsie pratiquée 12 heures après la mort

. . . . . . *Crâne.* — Immédiatement après l'ablation de la calotte osseuse, il s'écoule une certaine quantité de sang noir ; les vaisseaux de la dure-mère en sont gorgés ; de même, entre les deux feuillets de l'arachnoïde, il existe un épanchement séro-sanguin. La substance cérébrale, incisée dans tous les sens, présente un piqueté hémorrhagique très-prononcé ; elle est très-sensiblement ramollie et se réduit en bouillie sous la moindre pression. La toile choroïdienne et les plexus choroïdes présentent une vive injection. On trouve dans les ventricules, et notamment dans les latéraux et le moyen, un épanchement de sérosité sanguinolente qui peut être évalué à 50 grammes.

Observation II

(Maurel, Guyane)

Autopsie pratiquée 20 heures après la mort

Centre nerveux. — A l'ouverture de la boîte crânienne, on aperçoit la dure-mère présentant ses vaisseaux gorgés de sang noir : la congestion est très-prononcée et donne à la membrane fibreuse une teinte bleuâtre. La cavité ne contient pas plus de liquide qu'à l'état normal ;

2

celui-ci est louche. La pie-mère est le siége d'une injection assez vive ; elle est épaissie et adhérente aux couches sous-jacentes dans toute son étendue. Cette adhérence et cet épaississement anormaux sont dus à la présence d'exsudats séro-fibrineux dans le tissu cellulaire sous-méningé. Les exsudats existent sur toute la surface du cerveau et du cervelet, mais ils sont plus ou moins abondants suivant les endroits.

En général, c'est au niveau des interstices situés entre les circonvolutions qu'ils sont le plus épais. Ils ont alors l'aspect jaune verdâtre des exsudats purulents et une épaisseur qui varie de 3 à 6 millimètres. Ces exsudats purulents siégent surtout à la convexité, mais on en trouve aussi à la base. La pie-mère est épaissie et opaque . . . .

Observation III

(Dr Maurel, *loco citato*)

Autopsie pratiquée 14 heures après la mort

. . . . *Crâne.* — Le cerveau est ramolli, presque diffluent et légèrement pointillé. Une quantité considérable de sérosité s'écoule à l'ouverture du crâne ; les ventricules en contiennent, en outre, d'une manière notable.

Observation IV

(*Ibid.*)

Autopsie pratiquée 8 heures après la mort

Épanchement sanguinolent sous les enveloppes du cerveau. Ecchymoses à la partie frontale de l'arachnoïde. Ramollissement sensible de la substance cérébrale, qui offre à la coupe un piqueté très-marqué . . . .

Dans les 18 nécropsies rapportées par le Dr Maurel, on trouve toujours : injection des méninges, état sablé, sérosité dans les ventricules, ramollissement de la substance cérébrale. Enfin nous pouvons donner encore quatre nécropises personnelles.

Observation V
(28 août 1881)
Autopsie pratiquée 16 heures après la mort

Yung, brigadier à l'escadron de spahis sénégalais. Accès pernicieux à forme délirante. Mort 26 heures après le début de l'accès.
Crâne. — Infusion sanguine légère. Sérosité abondante à la base
du crâne. État sablé.

Observation VI
(15 octobre 1882)
Autopsie pratiquée 12 heures après la mort (hôpital Saint-Louis)

Crâne. — Injection des méninges et des vaisseaux. Sérosité dans
les espaces sous-arachnoïdiens. Substance cérébrale ramollie. Piqueté
hémorrhagique.

Observation VII
(3 janvier 1883)

D . . . , maréchal-des-logis conducteurs sénégalais.
Entré à l'hôpital le 3 janvier 1883, à 8 heures du matin. — Mort
à 3 heures du soir.
Epaississement et injection des méninges. Sérosité abondante. Substance cérébrale légèrement ramollie. Épanchement de sérosité dans
les ventricules.

Observation VIII
(15 janvier 1883)

P . . . , entré à l'hôpital le 14. Mort le 15.
Vaisseaux de la dure-mère injectés. Piqueté hémorrhagique. Sérosité dans les ventricules.

Il m'a paru inutile de chercher à multiplier ces citations. Les lésions cérébrales existent, elles sont incontestables; elles ne peuvent pas être comptées pour une simple complication; elles me paraissent nécessiter un traitement antiphlogistique, le sulfate de quinine à lui seul ne pouvant les faire disparaître. Comme nous le verrons plus loin, le spécifique du poison malarien peut en retarder l'explosion; mais, dès que les troubles fonctionnels apparaissent, il faut agir et agir sans retard, sous peine de voir le malade succomber, non plus à l'action du poison, mais à sa localisation sur cet organe de premier ordre, le cerveau.

Voici, du reste, quelques observations dans lesquelles les émissions sanguines locales, associées à l'action du sulfate de quinine, dont nous ne cherchons pas à diminuer l'importance, nous ont réellement rendu de signalés services. Mais, auparavant, résumons les lésions trouvées à l'autopsie.

C'est bien une méningite, et une méningite produite, non pas par l'insolation ou quelque autre cause semblable, mais bien par le miasme paludéen, de même que la même cause peut produire l'inflammation du poumon, de l'intestin, du foie, etc.

La lésion caractéristique est bien la méningite: depuis la simple injection des vaisseaux jusqu'aux dépôts gélatineux, fibrineux ou purulents, mais toujours de nature inflammatoire, toutes les lésions peuvent se rencontrer.

Les dépôts fibrineux ont lieu dans l'épaisseur de la membrane arachnoïde, dans les espaces sous-arachnoïdiens, établissant parfois des adhérences, siégeant à la convexité du cerveau ou même à sa base, et s'accompagnant parfois de ramollissement de la substance cérébrale et présentant l'état sablé, en même temps que l'on trouve un épanchement séreux ou séro-sanguin dans les ventricules.

La nature des dépôts me paraît être en rapport avec la durée de l'affection, ou plutôt de l'accès, qui de 6 à 12 heures peut arriver à avoir une durée de 36 heures; et si parfois on ne trouve rien à l'autopsie, c'est que la production néoplasique n'a pas eu le temps de se former. Depuis le dépôt gélatineux jusqu'aux dépôts purulents, en passant par l'état fibrineux, toutes les nuances peuvent se rencontrer, s'étendant même parfois jusqu'au cervelet (accès cérébelleux), jusqu'à la moelle épinière (accès cérébro-rachidiens), et se doublant même parfois d'inflammation pneumonique, hépatique ou intestinale.

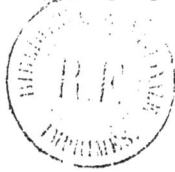

SYMPTOMATOLOGIE

Nous la résumerons en quelques mots : généralement pas de pro-dromes ; l'accès débute le plus souvent comme les accès antérieurs. Le stade de froid s'écoule ; puis, au moment où la réaction se produit, on voit la face devenir vultueuse, les yeux hagards, injectés ; la peau est chaude, sèche ; le pouls plein, serré, variant de 90 à 100 pulsations ; la température monte rapidement à 40° et même 41°5, pour ne descendre qu'à la fin de l'accès, lorsque la transpiration s'est établie ; enfin, domi-nant toute la scène pathologique, nous avons un délire bruyant, loquace' avec mouvements désordonnés des membres, quelquefois des mouve-ments convulsifs.

Comme symptômes secondaires, nous avons la douleur splénique et surtout hépatique (il est rare au Sénégal qu'un accès de fièvre, quoique léger, soit exempt de vomissements bileux), la respiration saccadée, la constipation. Les urines ne sont pas supprimées ; elles sont fortement colorées.

Donc, dans la sensibilité, excitation de tous les sens ; dans la motilité, agitation extrême, mouvements exagérés ; dans l'intelligence, troubles profonds, constituant la véritable forme délirante, et, dans la circula-tion, accélération et dureté proportionnelles au paroxysme : tels sont les principaux symptômes qui caractérisent les accès pernicieux cérébraux.

Observation
(Bérenger-Féraud).
Accès pernicieux délirant

Daulin, sergent-major au 4ᵉ de marine.
Entré à l'hôpital le 10 septembre 1864. Pris subitement de divagation

et de délire, est tombé brusquement sans connaissance dans la cour du Castel (Gorée). La perte de connaissance dure environ dix minutes. Transporté immédiatement à l'hôpital. On constate à son entrée (11 heures): face vultueuse, yeux injectés, mouvements désordonnés des membres, cris continuels, gêne de la respiration, délire intense. Le malade se débat dans son lit et ne reconnaît personne. Sinapismes aux membres inférieurs. 40 sangsues aux mastoïdes.

A 2 heures, on administre un lavement sulfaté à 30 grammes.

A 3 heures, 3 grammes sulfate de quinine, donnés en trois fois. Lavement quiniué, 4 grammes.

On continue en permanence l'écoulement de sang, par l'application de trois sangsues aux mastoïdes.

La peau, qui était chaude, sèche; le pouls, qui était fréquent, très-serré, commence vers 5 heures à devenir plus souple, plus ample.

6 heures.— Le délire semble un peu diminuer; la peau présente un peu de moiteur. Pouls à 96.— 1 gramme de quinine.

11.— Agitation toute la nuit. Subdélirium. Sommeil vers le matin. Les yeux ne sont plus injectés; langue saburrale. Pouls plein, 89. Pas de selles. 40 grammes de sulfate de soude.— 3 heures : apyrexie. 1 gr. de quinine.

12. — Apyrexie, le mieux ne se dément plus.

Sort guéri le 18.

Observation

(Personnelle. — Constantinople, août 1878)

Accès pernicieux à forme cérébrale

B . . . ., deuxième maître canonnier à bord du *Petrel*. Six mois de séjour au Gabon, où il a contracté la fièvre intermittente quatre ans auparavant. Les accès avaient disparu depuis trois ans. Sous l'influence de la fatigue, — voyage aux bouches du Danube,— cet homme a eu, dans la nuit du 26 au 27 août, un léger accès de fièvre, auquel il n'a prêté qu'une médiocre attention. Le 28, à 2 heures du soir, chute sur le pont avec perte de connaissance; mouvements convulsifs des membres; les pouces ne sont pas fléchis. Pas d'écume à la bouche; sensibilité de la pupille intacte ; yeux hagards, injectés. Face vultueuse. Pouls petit, serré, 104 pulsations. Température axillaire, 40°5. Délire avec murmure continuel.

Injection hypodermique, 0,30 centigrammes acétate de quinine. A 3 heures, peau moite, gouttes de sueur sur le front, puis transpiration abondante. Convulsions toniques ; murmure continuel. 16 sangsues aux mastoïdes, 2 par 2. Sinapismes aux membres inférieurs ; frictions à l'eau-de-vie camphrée.

5 heures. — Mouvements convulsifs faibles. Le malade prononce encore des paroles incompréhensibles, ne répond que difficilement. Lavement purgatif : feuilles de séné, 6 grammes ; sulfate de soude, 20 grammes.

29. — Nuit assez tranquille. Subdélirium. Pouls à 90. Selles nombreuses. 1 gramme sulfate de quinine en lavement. Boisson glacée.

30. — 0,50 centigrammes de quinine à 5 heures du matin. A midi, la peau est moite, chaude. Le pouls, plus fréquent, remonte à 104. Légère agitation. A 2 heures, le calme est revenu avec le sommeil. Accès de fièvre revenant périodiquement sans complications.

Renvoyé en France.

Observation II

(Personnelle)

Charras, cavalier aux spahis sénégalais, arrivé à Rochard-Toll le 4 août 1881.

Évacué de l'hôpital de St-Louis, contaminé par la fièvre jaune, arrive avec un camarade qui succombe, atteint de fièvre jaune, le lendemain de son arrivée au camp. Était en traitement à St-Louis pour fièvre intermittente. Accès de fièvre léger le 5 août, au moment de la mort de son camarade. Pris de peur, le malade pousse des cris déchirants. Agitation extraordinaire; face vultueuse, yeux injectés, hagards. Pouls serré, 104. Température, 40°1.

Sulfate de quinine, 0,25 centigr. (Injection hypodermique).
Frictions avec la teinture d'Huxham.

6 août. — Nuit assez tranquille. A cinq heures du soir, nouvel accès de fièvre: délire, cris, agitation extraordinaire; deux hommes sont nécessaires pour maintenir le malade dans son lit. Pouls, 104. ; Temp., 40°3.
Vomissements bilieux. Pas de selles. Urines très-colorées, abondantes.
Prescription : 8 sangsues à chaque apophyse mastoïde, 2 par 2.
Lavement purgatif. Injection hypodermique, 0,25 centigr. de quinine.
10 heures soir. —Subdélirium. L'agitation a cessé après l'application des sangsues. Je fais arrêter l'écoulement sanguin; le malade ne tarde pas à s'endormir.
7. — Apyrexie. Selles abondantes; nausées et vomissements bilieux.
Lavement, sulfate de quinine, 1 gr.

Rétablissement progressif. De nombreux accès de fièvre intermittente simple, pendant l'hivernage, ont nécessité le renvoi en France.

Observation III

(Personnelle)

Godefroy, cavalier aux spahis sénégalais, a eu des accès de fièvre intermittente en Algérie.
25 juillet 1882, 6 heures du matin. — Céphalalgie frontale; frissons répétés. Pouls serré, vibrant : 108. Peau sèche; yeux injectés, brillants. Délire loquace, hallucinations, agitation extrême : le malade sort à chaque instant de son lit. (A pris le matin, au réveil, 1 gramme

3

de sulfate de quinine.) Sputation fréquente, bientôt suivie de vomissements bilieux.

Frictions à la teinture d'Huxham. Sinapismes aux membres.

10 heures.— Transpiration abondante. Délire persistant, agitation
un peu moindre. Température : 40°5. Pouls plus ample, 104.

12 sangsues aux apophyses mastoïdes ; les faire saigner.

A 4 heures. Sommeil. Pas de selles. Lavement purgatif.
Injection hypodermique de 0,25 cent. sulfate de quinine.

26.— Nuit agitée ; sommeil fréquemment interrompu. Pouls à 90.
Peau moite. Temp. axillaire, 38°3. — 1 gr. 50 sulfate de quinine.

Deuxième accès le 27. Subdélirium. Compresses glacées sur le front.
Guérison.

Observation IV

(Personnelle)

Petit (Jean), clairon aux tirailleurs sénégalais, entre à l'hôpital de
St-Louis le 26 décembre 1882.

Billet d'entrée : accès pernicieux. 1 gr. 50 sulfate de quinine en lavement. Porté à l'hôpital sans connaissance à 8 heures du matin. Délire ; parle continuellement sans que l'on puisse comprendre ses paroles. Mouvements désordonnés des membres. Pouls, 108. Temp., 39°8.
Frictions excitantes. Lavement purgatif. Sinapismes aux membres inférieurs.

Le lavement quininé a été rendu une demi-heure après son adminis-
tration.

10 heures.— Délire bruyant, mouvements convulsifs. Temp. 40°.

Potion avec acétate d'ammoniaque, 8 gr. Injection de chlorhydrate
de quinine, 0,30 cent. 20 sangsues aux apophyses mastoïdes.

4 heures.—Le malade a repris connaissance. Selles nombreuses. Délire loquace, mais agitation moindre. Temp., 38°,4.

Chlorhydrate de quinine (injection), 0,30 centigr.

Sommeil. Le malade parle toute la nuit.

27. —Amélioration. Connaissance entière. Pouls à 80. Temp., 38".

Thé punché. Quinquina, 100 gr. Bouillon froid. 2 gr. sulfate de quinine en potion.

28. — Accès de fièvre à 10 h. du matin ; durée de l'accès, 2 heures. La température n'a pas dépassé 39"8. Pas de délire. Accès régulièrement intermittents (type tierce).

Nous trouvons dans tous ces accès de fièvre l'ataxie et le délire comme symptômes prédominants. Le malade a des mouvements désordonnés; il délire, il cherche à quitter son lit; quelquefois même le délire est furieux et il faut maintenir le malade dans son lit. La face est toujours vultueuse ; les yeux injectés, hagards, s'accompagnant dans certains cas de strabisme (on cite même des cas d'aphasie, de paralysie des muscles moteurs de l'œil, etc.), indiquent bien la congestion encéphalique et le travail qui se produit du côté des méninges et du cerveau.

PRONOSTIC

Le pronostic est toujours grave dans les accès pernicieux, et il faut toujours craindre une terminaison fatale, si l'on ne parvient pas à produire le sommeil et la transpiration, surtout si l'on voit apparaître des paralysies ou des convulsions.

La durée de l'accès est assez variable : elle est, en moyenne, de 6 à 12 heures. La terminaison est le plus souvent fatale; on est allé jusqu'à dire qu'elle est de 50 pour 100. M. Maurel, à la Guyane, a trouvé 1 décès pour 22 atteintes.

TRAITEMENT

L'examen des nécropsies et des observations que j'ai rapportées me semble montrer d'une façon suffisante que c'est la congestion cérébrale, la fluxion qui s'établit du côté des organes encéphaliques et qui en trouble, en compromet le fonctionnement régulier, que nous avons surtout à combattre.

Si l'accès à forme délirante présente le caractère de perniciosité, c'est principalement par la localisation spéciale du poison malarien sur les organes centraux de l'innervation. Il y a dans ce cas, je l'ai déjà dit, une véritable méningite; l'inflammation des enveloppes cérébrales constatée à l'autopsie ne laisse aucun doute à cet égard. Il faut donc, sans négliger le sulfate de quinine, employer le traitement de la méningite sans hésitation aucune, car le sulfate de quinine agit contre la cause. Mais, si celle-ci a déjà produit un commencement d'action, si les dépôts fibrineux se sont produits, ce n'est pas l'indication causale qui doit être en vue, mais bien l'indication symptomatique. Le sulfate de quinine agit sur les vaso-moteurs en les contractant ; il diminue l'apport du sang, et par là les dépôts de fibrine; mais, s'ils sont déjà produits, on comprend qu'il ne faut pas s'en tenir à la quinine, et que, tout en l'employant, pour éviter de nouveaux dépôts, il faut faire résoudre ceux qui sont déjà formés. Pour obtenir ce dernier résultat, nous pouvons nous adresser aux émissions sanguines générales, la saignée; ou aux émissions sanguines locales, application de sangsues ou de ventouses scarifiées. C'est aux sangsues que nous avons donné la préférence.

L'emploi de la saignée générale n'est que très-rarement indiqué, surtout dans un pays débilitant par excellence, comme celui dans lequel nous avons observé, et avec une affection qui par elle-même provoque si rapidement et si complétement l'anémie.

Nous n'avons pas les mêmes craintes avec les émissions sanguines locales, destinées à amener, non point un état de dépression considérable, mais un effet de dérivation ou d'attraction. Ce n'est point qu'il faille abuser de ce moyen; la congestion active menaçante, produisant des troubles sérieux, pourra seule nous autoriser à y avoir recours. De plus, en employant les sangsues, en petit nombre à la fois, tout en provoquant un écoulement sanguin prolongé et qu'il est toujours possible de supprimer à un moment donné, on obtient d'excellents résultats.

Le Dr Bérenger-Féraud, qu'il faut toujours citer quand on s'occupe des affections qui attaquent les Européens au Sénégal, s'applaudit de l'emploi des sangsues, et « pour ma part, dit-il, je combats volontiers les phénomènes de congestion encéphalique à l'aide de 2, 4, 6 sangsues derrière les mastoïdes, avec recommandation de les renouveler tant que l'amélioration ne s'est pas produite. Je crois que ceux qui savent se servir avec discernement de ce moyen et en conservant beaucoup de mesure le plus souvent, mais ne craignant pas au besoin d'agir vigoureusement, peuvent en tirer d'excellents résultats. »

Dutroulau signale le danger des émissions sanguines intempestives, surtout de la saignée générale; mais il ne peut s'empêcher de reconnaître que l'emploi des ventouses et des sangsues est indiqué dans la forme congestive, en y ajoutant l'emploi du froid sur la tête, tandis que les rubéfiants cutanés sont appliqués sur les membres inférieurs et que l'on cherche à établir une révulsion intestinale par les lavements purgatifs.

Castan proscrit également la saignée générale, « dont il faudra toujours être sobre, et ne pratiquer jamais la saignée sans avoir la précaution de tenir les doigts sur l'artère, de manière à bien apprécier l'état du pouls. »

L'emploi des sangsues, surtout si on les applique en petit nombre et successivement, permet bien mieux de surveiller l'état de la circulation, et c'est pour cela que nous lui avons donné la préférence.

Je n'ai jamais employé comme antiphlogistique que les sangsues, qu'il est si facile de se procurer dans les marigots du Sénégal. D'autres ont employé la glace sur le front (Dutroulau), même les bains froids. Il est difficile d'employer la glace chez des individus qui présentent surtout des mouvements désordonnés, un délire furieux dans certains cas, en un mot des phénomènes ataxiques.

La dérivation par le tube intestinal aura certainement de bons effets; mais son action est plus lente, et, sans être négligée, elle doit céder le pas aux émissions sanguines. A quel moment faut-il appliquer les sangsues? Leur application aura toujours une influence favorable, si elle a lieu au début du paroxysme, au moment où se forment les dépôts plastiques, fibrineux, de façon à les faire résorber à mesure qu'ils se produisent.

En tous les cas, et quelle que soit l'importance de ces émissions sanguines locales, l'action du sulfate ou des sels de quinine ne doit pas être oubliée; elle doit même être prépondérante, puisque, physiologiquement, la quinine combattra la formation de nouveaux dépôts.

Traitement consécutif.—L'accès passé et le danger immédiat écarté, le médecin n'oubliera jamais que tout individu qui a été atteint une fois d'accès pernicieux est très-facilement disposé à être repris d'accidents palustres graves, et qu'un séjour prolongé dans un pays malarien peut lui faire courir de très-réelles et très-fâcheuses chances de mort; le rapatriement s'impose pour ainsi dire, et ne doit jamais être retardé.

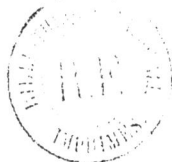

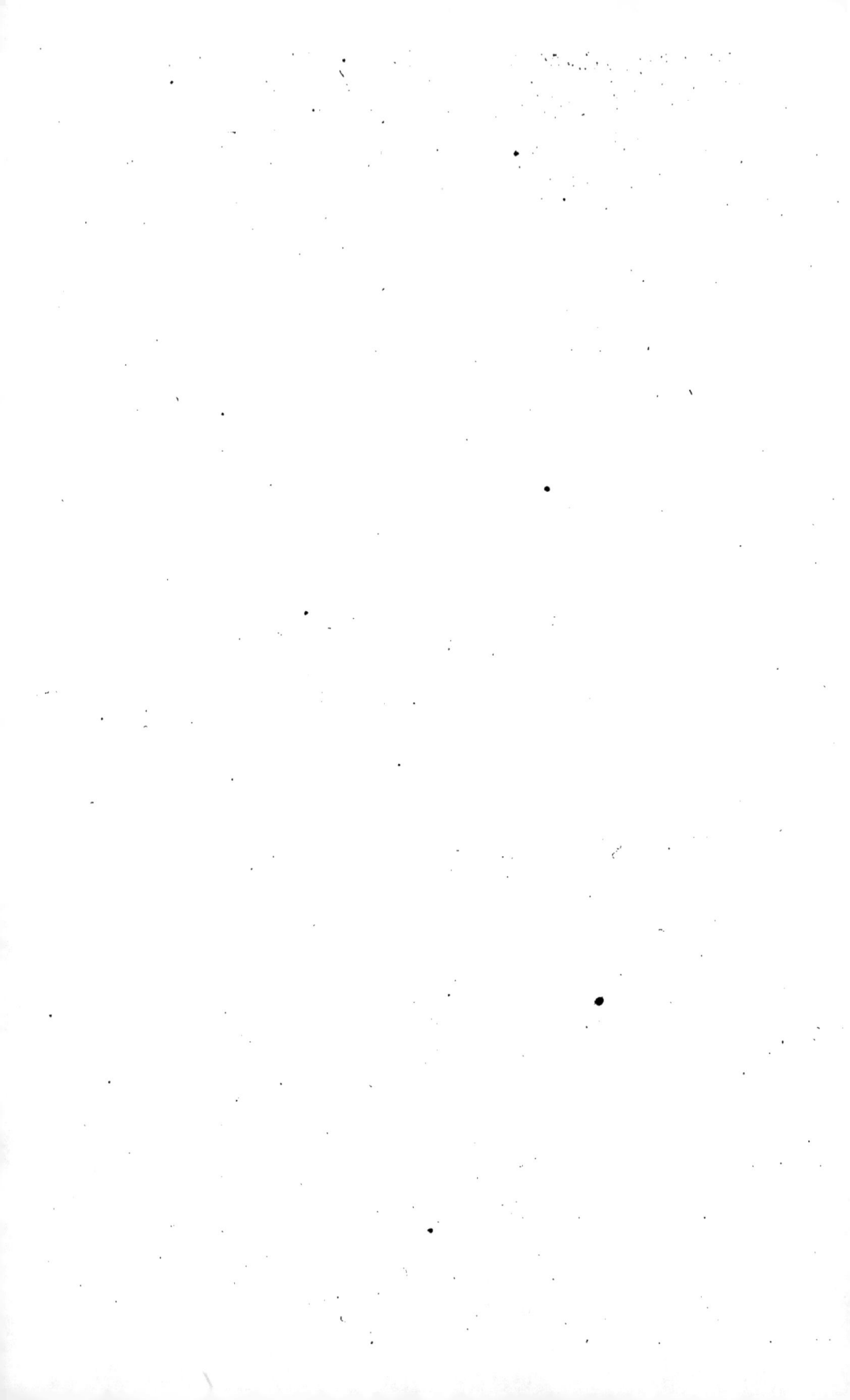

www.ingramcontent.com/pod-product-compliance
Lightning Source LLC
Chambersburg PA
CBHW070737210326
41520CB00016B/4483